TMS EMS

KONZENTRIERTES UND SORGFÄLTIGES ARBEITEN
ÜBUNGSBUCH

35 ORIGINALGETREUE UND TESTRELEVANTE TMS & EMS KONZENTRATIONSTESTS · KORREKTURHILFE ZU JEDER TESTSIMULATION · DIGITALER ANTWORTBOGEN MIT DETAILLIERTER AUSWERTUNG UND RANKING · MEDGURUS MENTORAT

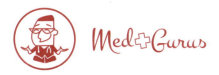

Zuschriften, Lob und Kritik bitte an

MedGurus® Verlag
Am Bahnhof 1
74670 Forchtenberg
Deutschland

Web: www.medgurus.de
Email: support@medgurus.de
Facebook: www.facebook.com/medgurus
Instagram: www.instagram.com/medgurus.de

Bibliografische Information der Deutschen Nationalbibliothek

Die Deutsche Nationalbibliothek verzeichnet diese Publikation in der Deutschen Nationalbibliografie. Detaillierte bibliografische Daten sind im Internet über http://dnb.dnb.de abrufbar.

Alle Rechte vorbehalten
© by MedGurus® Verlag

1. Auflage Februar 2011	6. Auflage Oktober 2018
2. Auflage November 2012	6. Aktualisierte Auflage Oktober 2019
3. Auflage März 2013	6. Aktualisierte Auflage Oktober 2020
4. Auflage November 2013	**7. Auflage Oktober 2021 – TMS & EMS 2022**
4. überarbeitete Auflage Februar 2015	
5. Auflage Januar 2016	
5. überarbeitete Auflage Februar 2016	
5. überarbeitete Auflage Oktober 2016	
5. überarbeitete Auflage November 2017	

Autoren:	Dr. med. univ. Alexander Hetzel
	Dr. med. univ. Constantin Lechner
	Dr. med. univ. Anselm Pfeiffer
Umschlaggestaltung:	Studio Grau, Berlin
Layout & Satz:	Studio Grau, Berlin
Lektorat:	James Link
	Sabrina Staks
Druck & Bindung:	Schaltungsdienst Lange oHG, Berlin

Das Werk einschließlich aller seiner Teile ist urheberrechtlich geschützt. Jede Verwertung außerhalb der engen Grenzen des Urheberrechtsgesetzes ist ohne Zustimmung des Verlages unzulässig und strafbar. Das gilt insbesondere für Vervielfältigungen, Übersetzungen, Mikroverfilmungen und die Einspeicherung und Verarbeitung in elektronischen Systemen.

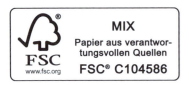
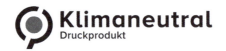

Printed in Germany
ISBN-13: 978-3-200021-33-4

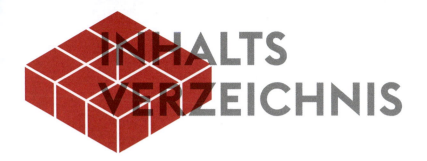

INHALTSVERZEICHNIS

1 EINLEITUNG — 5

1. KOMPENDIUM+ — 6
2. E-LEARNING — 7
3. MEDGURUS CONNECT — 8
4. AKTUELLES & UPDATES — 9
5. UNIRANKING — 10
6. KEYFACTS — 10
7. AUSWERTUNG DES KONZENTRATIONSTESTS — 11

2 ÜBUNGSAUFGABEN — 13

1. SUMME – TEST 1 — 15
2. BOWLINGKUGELN – TEST 1 — 17
3. DB – TEST 1 — 19
4. GERADE ZAHLEN – TEST 1 — 21
5. HUFEISEN KOMBINATIONSTEST 1 — 23
6. KASTEN UND LINIEN – TEST 1 — 25
7. KREISE MIT VIER AUGEN – TEST 1 — 27
8. PQ – TEST 1 — 29
9. QP – TEST 1 — 31
10. PQBD – TEST 1 — 33
11. SUMME-6 – TEST 1 — 35
12. TFL – TEST 1 — 37
13. WÜRFELSUMME 5 – TEST 1 — 39
14. YIN & YANG – TEST 1 — 41
15. ZAHLEN UND KREISE – TEST 1 — 43
16. 5-ECK — 45
17. SUMME – TEST 2 — 47
18. BOWLINGKUGELN – TEST 2 — 49
19. BD – TEST 1 — 51
20. DB – TEST 2 — 53
21. BD – TEST 2 — 55
22. GERADE ZAHLEN – TEST 2 — 57
23. HUFEISEN KOMBINATIONSTEST 2 — 59
24. KASTEN UND LINIEN – TEST 2 — 61
25. KREISE MIT VIER AUGEN – TEST 2 — 63
26. PQ – TEST 2 — 65
27. QP – TEST 2 — 67
28. PQBD – TEST 2 — 69
29. SUMME-6 – TEST 2 — 71
30. TFL – TEST 2 — 73
31. WÜRFELSUMME 5 – TEST 2 — 75
32. YIN & YANG – TEST 2 — 77
33. DECKUNGSGLEICHE LINIEN — 79
34. KÄSTCHEN UND KREUZE — 81
35. DECKUNGSGLEICHE PUNKTE — 83

3 BUCHEMPFEHLUNGEN UND SEMINARE — 85

1. BUCHEMPFEHLUNGEN — 86
2. SEMINARE — 88

VORWORT

Die **MedGurus®** sind approbierte ÄrztInnen und MedizinstudentInnen, die es sich zur Aufgabe gemacht haben, Medizininteressierten zu ihrem Studienplatz zu verhelfen. Unsere Initiative basiert auf dem Anliegen, Chancengleichheit bei der Vorbereitung auf den Medizinertest zu ermöglichen. Unsere Vorbereitungskurse und -materialien sind deshalb für jedermann bezahlbar. Mit viel Leidenschaft und Herzblut haben wir in den letzten Jahren unser Konzept entwickelt und bieten mittlerweile für alle deutschsprachigen Medizinertests ein umfangreiches Vorbereitungsangebot aus Büchern, Seminaren, Webinaren sowie eine E-Learning Plattform an. Wir hoffen, dass wir auch Dich damit auf Deinem Weg ins Medizinstudium unterstützen können.

Soziales Engagement ist uns MedGurus sehr wichtig. Fünf Prozent unserer Gewinne spenden wir deshalb an karitative Zwecke. Ausführliche Informationen zu den von uns geförderten Projekten findest Du auf unserer Website **www.medgurus.de**. Wir möchten gerne bewusst und verantwortungsvoll mit den Ressourcen unserer Erde umgehen. Unsere Bücher werden daher klimaneutral in Deutschland und auf FSC-zertifiziertem Papier gedruckt.

TMS & EMS Buchreihe

Unsere TMS und EMS Buchreihe umfasst den Leitfaden, die Simulation und die Übungsbücher zu den einzelnen Untertests. Der Leitfaden erklärt Dir die jeweiligen Lösungsstrategien, die Du im Anschluss mithilfe unserer Übungsbücher einstudieren kannst. Zum Abschluss Deiner Vorbereitung kannst Du mit der TMS Simulation einen realistischen Probetest absolvieren. Unsere Buchreihe erscheint jährlich in einer neuen Auflage, da wir aktuelle Veränderungen im TMS und EMS direkt an Dich weitergeben möchten.

E-Learning & Webinare

Ergänzend zu unseren Büchern haben wir eine E-Learning Plattform entwickelt, die neben Video-Tutorials und Echtzeit-Ranking auch zahlreiche zusätzliche Übungsaufgaben enthält. Du kannst Dich dort jederzeit registrieren und auch erst mal kostenlos umschauen. In unseren Webinaren lernst Du mit uns interaktiv im virtuellen Raum. Das bringt viel Spaß und setzt Deiner Vorbereitung das Krönchen auf. Unsere Tutoren freuen sich auf Dich.

Du hast Wünsche oder Anregungen? Für konstruktive Kritik haben wir immer ein offenes Ohr. Schreib uns hierfür gerne eine Mail an **support@medgurus.de**.

DANKE FÜR DEIN FEEDBACK

Wenn Dir dieses Buch bei der Vorbereitung auf Deinen Medizinertest helfen konnte, dann nimm Dir bitte einen Moment Zeit und schreibe eine Bewertung. Darüber würden wir uns sehr freuen. Folge hierzu einfach dem nebenstehenden QR-Code.

Wir wünschen Dir viel Spaß mit diesem Buch, einen kühlen Kopf für die Übungsaufgaben, eisernes Durchhaltevermögen bei der Vorbereitung und viel Erfolg für Deinen Medizinertest!

Deine MedGurus

EINLEITUNG 1

1. KOMPENDIUM⁺	6	5. UNIRANKING	10
2. E-LEARNING	7	6. KEYFACTS	10
3. MEDGURUS CONNECT	8	7. AUSWERTUNG DES KONZENTRATIONSTESTS	11
4. AKTUELLES & UPDATES	9		

EINLEITUNG

Unsere TMS und EMS Buchreihe umfasst den Leitfaden, die Simulation und die jeweiligen Übungsbücher zu den einzelnen Untertests. Der Leitfaden bildet den Einstieg, der Dir einen Überblick über alle Themengebiete verschafft und Dich auf das Lernen und Arbeiten mit den Übungsbüchern vorbereitet. Er ist durch Bearbeitungsstrategien sowie Tipps und Tricks für Deine Vorbereitung ergänzt. Zu jedem Untertest im TMS und EMS gibt es ein Übungsbuch mit dem Du, im Anschluss an die Einarbeitung mit dem Leitfaden, die Bearbeitungsstrategien anhand von mehr als 3 000 Übungsaufgaben trainieren kannst. Zum Abschluss kannst Du mit dem Simulationsbuch Deinen Kenntnisstand anhand eines realistischen Probetests überprüfen. Bevor wir nun mit der Vorbereitung auf den TMS und EMS starten, möchten wir Dir allerdings noch kurz beschreiben was das Kompendium$^+$ ist, was hinter dem E-Learning steckt und warum Du auf keinen Fall unsere Webinare verpassen solltest.

1. KOMPENDIUM$^+$

Das Kompendium$^+$ ist die digitale Erweiterung der TMS und EMS Buchreihe und bietet folgende zusätzliche Features:

* **Digitaler Antwortbogen**
  Zu allen Übungsaufgaben gibt es einen digitalen Antwortbogen. Hier kannst Du Deine Antworten übertragen und jederzeit korrigieren.

* **Auswertung mit Ranking**
  Du erhältst eine detaillierte Auswertung mit Ranking, die Dir zeigt wie gut Du im Vergleich zu allen anderen TeilnehmerInnen abgeschnitten hast.

* **Erweiterte Musterlösungen**
  Alle Musterlösungen sind in der digitalen Auswertung einsehbar und werden ständig aktualisiert und erweitert.

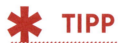 **TIPP**

* **MEDGURUS MENTORAT**
  Mit dem Kompendium$^+$ hast Du jederzeit die Möglichkeit, unser Mentorat-Team zu kontaktieren und somit schnell kompetente Hilfe zu erhalten. Hierzu musst Du einfach nur bei der Nachbearbeitung mit den digitalen Musterlösung die Feedback-Funktion zu der jeweiligen Aufgabe nutzen.

  Für alle Fragen, die sich nicht auf Aufgaben beziehen und für Leser von Einzelbüchern, die kein Kompendium$^+$ besitzen, sind wir natürlich auch erreichbar. Sende uns hierzu einfach über den nebenstehenden QR-Code eine Nachricht.

KOMPENDIUM⁺ – FREISCHALTUNG & NUTZUNG

Über den nebenstehenden QR-Code erhältst Du weitere wichtige Informationen zum Kompendium⁺, insbesondere zu den folgenden Fragen:

* Wie erhältst Du Zugang zum Kompendium⁺?
* Wie schaltest Du Dir das Kompendium⁺ frei?
* Wie funktioniert das Kompendium⁺?

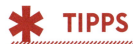

TIPPS

* **REDIRECT**
  Jeder Kompendium⁺ QR-Code kann nur ein einziges Mal zur Bearbeitung des Antwortbogens verwendet werden. Danach führt dieser QR-Code automatisch zur Auswertung der jeweiligen Simulation.

* **REVIEW**
  Einen Verlauf all Deiner abgeschlossenen Kompendium⁺ Simulationen findest Du auf unserer Lernplattform. Damit hast Du Dein Ranking stets im Blick und kannst die Nachbearbeitung der Simulationen auch von unterwegs vornehmen. Über den nebenstehenden QR-Code gelangst Du direkt zur Übersicht.

2. E-LEARNING

Das TMS & EMS E-Learning ist die ideale Ergänzung zur Vorbereitung mit den Büchern und bietet Dir folgende Vorteile:

* **Video-Tutorials und Lektionen**
  Zu allen Untertests gibt es unterhaltsame Video-Tutorials und Lektionen. Ideal für das Lernen unterwegs.

* **Mehr als 2 000 zusätzliche Übungsaufgaben**
  Neben den Aufgaben in den Büchern bietet das E-Learning mehr als 2 000 weitere Aufgaben, die ständig ergänzt, aktualisiert und verbessert werden.

* **Aufgaben zum Ausdrucken**
  Aufgaben zu den Untertests Konzentriertes und sorgfältiges Arbeiten und Textverständnis sind auch als Druckversion verfügbar.

* **Detaillierte Statistiken**
  Neben der statistischen Auswertung Deiner Trainingsleistungen, umfassen die Statistiken unter anderem auch Deinen Lernfortschritt, Deine Leistungsentwicklung und Dein Ranking im Vergleich zu allen anderen NutzerInnen des E-Learnings.

* **Digitaler Abschlusstest**
  Zum Abschluss der Vorbereitung steht Dir im E-Learning ein vollständiger Abschlusstest mit originalgetreuen Aufgaben auf Testniveau zur Verfügung. Auch hier erhältst Du eine statistische Auswertung mit Vergleichsgruppenanalyse.

E-LEARNING – FREISCHALTUNG & NUTZUNG

Über den nebenstehenden QR-Code erhältst Du weitere wichtige Informationen zum E-Learning, insbesondere zu den folgenden Fragen:

* Wie unterscheidet sich die kostenlose Testversion von der Vollversion?
* Wie erhältst Du den Zugang zur E-Learning Vollversion?
* Wie schaltest Du Dir die E-Learning Vollversion frei?
* Wie verwendest Du das E-Learning?

3. MEDGURUS CONNECT

Es ist uns wichtig, Dich auf jedem Schritt Deiner Vorbereitung begleiten und bestmöglich unterstützen zu können. Deshalb haben wir eine moderierte Plattform für Dich aufgebaut, mit der Du die Möglichkeit hast, Dich mit uns und anderen TeilnehmerInnen des TMS und EMS zu vernetzen, auszutauschen, selbstständig Lerngruppen aufzubauen und an kostenlosen Info-Sessions teilzunehmen.

* Connecte Dich mit anderen TMS und EMS TeilnehmerInnen
* Finde eine Lerngruppe in Deiner Stadt und vernetze Dich mit Personen vor Ort
* Zugang zu Info-Sessions: Es finden regelmäßig Veranstaltungen zu spannenden Themen rund um den TMS und EMS statt, an denen Du gratis teilnehmen kannst
* Sprach- und Videokanäle: Tausche Dich nicht nur per Chat aus, sondern profitiere von gemeinsamen Sprach- und Videokanälen
* Begleitung bis zum Test: Die Community ist immer für Dich da und begleitet Dich bis zum Test

Um der Plattform für den TMS in Deutschland beizutreten, musst Du einfach nur dem nebenstehenden QR-Code folgen.

Um der Plattform für den EMS in der Schweiz beizutreten, musst Du einfach nur dem nebenstehenden QR-Code folgen.

Zusätzlich posten wir auf unserem Instagram Channel immer wieder News, spannende Stories, Gewinnspiele und wichtige Insights zum TMS in Deutschland und EMS in der Schweiz. Folge einfach dem nebenstehenden QR-Code und werde ein MedGurus Follower.

4. AKTUELLES & UPDATES

Unsere Bücher werden jährlich aktualisiert. Trotzdem sind kurzfristige Änderungen im TMS und EMS jederzeit möglich. Wir versuchen zwar diese Änderungen in unseren Büchern abzubilden, doch dies ist aufgrund der Kurzfristigkeit der Informationen nicht immer möglich.

Damit es am Testtag für Dich keine Überraschungen gibt, tragen wir deswegen alle wichtigen Neuigkeiten zum Untertest Konzentriertes und sorgfältiges Arbeiten sowie Ergänzungen und Korrekturen zu den Übungsaufgaben in diesem Buch in unserem HelpCenter für Dich zusammen. Wir würden Dir daher empfehlen regelmäßig reinzuschauen. Folge hierzu einfach dem QR Code.

5. UNIRANKING

Da die Berechnung des Verfahrenswertes für Deine Zulassung zum Medizinstudium sehr komplex ist und viele Faktoren einfließen, haben wir in den vergangenen Jahren für Dich das UniRanking entwickelt.

Hiermit kannst Du Deine Chance auf einen Medizinstudienplatz an allen staatlichen Universitäten in Deutschland berechnen lassen und erhältst eine detaillierte Aufschlüsselung Deines Verfahrenswertes. Folge einfach dem nebenstehenden QR-Code und erfahre mehr zum UniRanking.

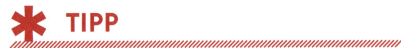

TIPP

* **ALL-INCLUSIVE**
  Im TMS & EMS Komplettpaket und TMS & EMS Erfolgspaket ist das UniRanking bereits enthalten. Weitere Informationen zur Freischaltung und Nutzung des UniRankings findest Du über den nebenstehenden QR-Code.

6. KEYFACTS

	TMS & EMS
Aufgaben	**Insgesamt:** 1600 Zeichen **Korrekt:** 400 Zeichen
Bearbeitungszeit insgesamt	8 Minuten
Bearbeitungszeit pro Aufgabe	–
Geprüfte Kernkompetenz	Auffassungsgeschwindigkeit
Varianz des Schweregrades	Schweregrad variiert nicht
Trainierbarkeit	Sehr gut
Erlaubte Hilfsmittel	Ausschließlich schwarze Fineliner
Trainingspensum	4 × pro Woche für mindestens 6 Wochen

Weitere Details zum Aufbau und zur Bearbeitungsstrategie erklären wir Dir ausführlich in unserem **TMS & EMS Leitfaden** oder in unserem **E-Learning**. Über den nebenstehenden QR-Code gelangst Du direkt zu den Video-Lektionen in unserem E-Learning.

▽ VORSICHT

> Mit der E-Learning Vollversion hast Du unbegrenzt Zugriff auf unser umfangreiches Angebot an Video-Lektionen. Diese werden regelmäßig ergänzt und aktualisiert. Haben wir Dein Interesse geweckt? Dann registriere Dich und schau Dich auch gern erst mal kostenlos um.

7. AUSWERTUNG DES KONZENTRATIONSTESTS

Um seine Leistung besser einschätzen zu können, ist es wichtig die Konzentrationstests regelmäßig auszuwerten. Hierdurch kann man Fehlerquellen aufdecken und den Punktwert ermitteln. Die Korrekturhilfe auf der Rückseite der Testversionen vereinfacht Dir die Ermittlung der korrekten, falschen und übersehenen Markierungen erheblich. Du musst einfach nur den Testbogen gegen das Licht halten, um die korrekten Markierungen sehen zu können. Im Folgenden erklären wir Dir, wie Du Schritt für Schritt Deinen Konzentrationstest auswertest und Deinen Punktwert näherungsweise und exakt berechnen kannst.

Schritt 1 – Korrekte Markierungen
Du ermittelst die Summe aller korrekt markierten Zeichen, bis zum letzten von Dir bearbeiteten Zeichen.

Schritt 2 – Falsche Markierungen
Du ermittelst die Summe aller falsch markierten Zeichen, bis zum letzten von Dir bearbeiteten Zeichen.

Schritt 3 – Übersehene Markierungen
Du ermittelst die Summe aller übersehenen Zeichen, bis zum letzten von Dir bearbeiteten Zeichen.

Schritt 4 – Berechnung des Rohwertes
Rohwert = korrekte Markierungen – falsche Markierungen – übersehene Markierungen

Schritt 5 – Näherungsweise Berechnung des Punktwertes

Im TMS und EMS erfolgt die Punkteverteilung in Relation zu den anderen TeilnehmerInnen. Da Deine Punktzahl von der Leistung der anderen abhängt, ist eine exakte Ermittlung des Punktwertes nur mithilfe des Rohwertes nicht möglich. Zur sehr groben Näherung kannst Du Deinen Punktwert mit folgender Formel des Testherstellers berechnen.

$$\text{Punktwert} = \frac{(\text{Rohwert} - 140)}{10}$$

Ein Ergebnis über 20 entspricht einer Punktzahl von 20, ein Ergebnis unter Null einer Punktzahl von Null.

Schritt 6 – Exakte Berechnung des Punktwertes

Im TMS und EMS wird anhand Deines Rohwertes Dein Prozentrang ermittelt. Der Prozentrang gibt an, wie viel Prozent der anderen TeilnehmerInnen einen niedrigeren oder denselben Prozentrang erreicht haben. Ein Prozentrang von 98% gibt demnach an, dass 98% der TeilnehmerInnen schlechter oder allenfalls gleich gut sind. Im Umkehrschluss könnte man auch sagen, dass man zu den besten zwei Prozent der TeilnehmerInnen gehört.

Erst in einem zweiten Schritt wird der Prozentrang in einen Punktwert umgerechnet. Die Punktevergabe erfolgt hierbei nach folgendem Schema:

Die besten 2,5% der TeilnehmerInnen erhalten 20 Punkte. Die schlechtesten 2,5% erhalten 0 Punkte. Auf die 19 dazwischen liegenden 5%-Intervalle werden die Punktwerte 1 bis 19 aufsteigend verteilt.

TIPP

* **EXAKTE BERECHNUNG DES PUNKTWERTES**
  Mithilfe des Kompendium$^+$ hast Du die Möglichkeit, eine exakte Auswertung Deines Konzentrationstests, wie in **Schritt 6** beschrieben, zu erhalten. Die Berechnung erfolgt genau gleich wie im TMS und EMS. Hierfür musst Du einfach nur dem jeweiligen QR-Code des Konzentrationstests folgen und dort Deine korrekten, falschen und übersehenen Markierungen eintragen.

ÜBUNGSAUFGABEN

1. SUMME – TEST 1 — 15
2. BOWLINGKUGELN – TEST 1 — 17
3. DB – TEST 1 — 19
4. GERADE ZAHLEN – TEST 1 — 21
5. HUFEISEN KOMBINATIONSTEST 1 — 23
6. KASTEN UND LINIEN – TEST 1 — 25
7. KREISE MIT VIER AUGEN – TEST 1 — 27
8. PQ – TEST 1 — 29
9. QP – TEST 1 — 31
10. PQBD – TEST 1 — 33
11. SUMME-6 – TEST 1 — 35
12. TFL – TEST 1 — 37
13. WÜRFELSUMME 5 – TEST 1 — 39
14. YIN & YANG – TEST 1 — 41
15. ZAHLEN UND KREISE – TEST 1 — 43
16. 5-ECK — 45
17. SUMME – TEST 2 — 47
18. BOWLINGKUGELN – TEST 2 — 49
19. BD – TEST 1 — 51
20. DB – TEST 2 — 53
21. BD – TEST 2 — 55
22. GERADE ZAHLEN – TEST 2 — 57
23. HUFEISEN KOMBINATIONSTEST 2 — 59
24. KASTEN UND LINIEN – TEST 2 — 61
25. KREISE MIT VIER AUGEN – TEST 2 — 63
26. PQ – TEST 2 — 65
27. QP – TEST 2 — 67
28. PQBD – TEST 2 — 69
29. SUMME-6 – TEST 2 — 71
30. TFL – TEST 2 — 73
31. WÜRFELSUMME 5 – TEST 2 — 75
32. YIN & YANG – TEST 2 — 77
33. DECKUNGSGLEICHE LINIEN — 79
34. KÄSTCHEN UND KREUZE — 81
35. DECKUNGSGLEICHE PUNKTE — 83

2 ÜBUNGSAUFGABEN

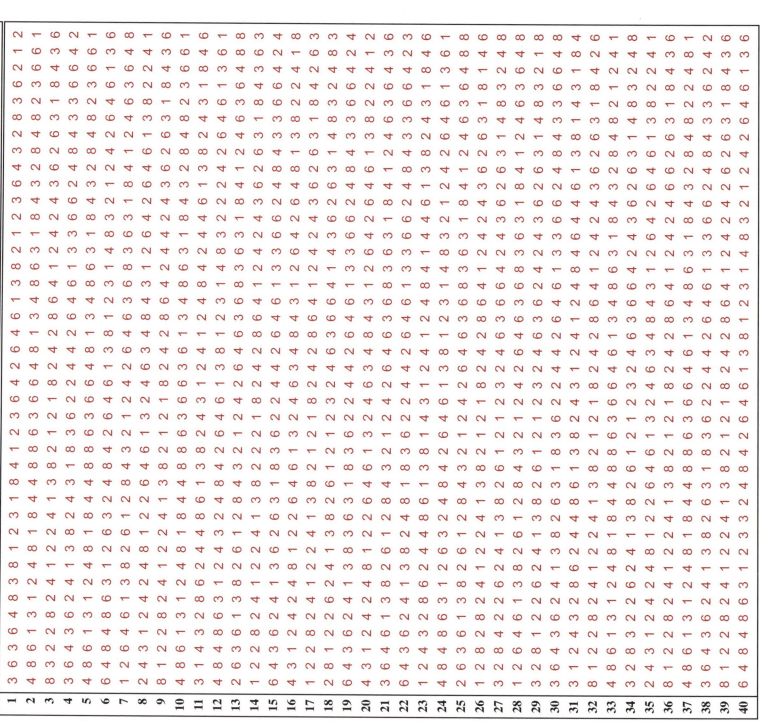

Name: _____ Vorname: _____

Eignungstest für das Medizinstudium

Konzentriertes und sorgfältiges Arbeiten
Bowlingkugeln - Test 1

Aufgabenstellung:
Markiere jede ⊙ vor jeder ◯ und jede ⊙ vor jeder ⊙.

Bsp.: ⊙ ⊘ ⊙ ⊙ ⊘ ⊙ ⊙

Bitte nur so markieren /

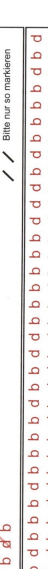

Name: _____ Vorname: _____

Eignungstest für das Medizinstudium
Konzentriertes und sorgfältiges Arbeiten
Gerade Zahlen - Test 1

Aufgabenstellung:
Markiere die geraden Zahlen, die zwischen zwei ungeraden Zahlen stehen.

Bsp.: 1 ~~2~~ 3 ~~4~~ 5 2 4 5 1 ~~0~~ 1

Bitte nur so markieren: //

Konzentriertes und sorgfältiges Arbeiten

Eignungstest für das Medizinstudium

Gerade Zahlen - Test 1

Aufgabenstellung:
Markiere die geraden Zahlen, die zwischen zwei ungeraden Zahlen stehen.

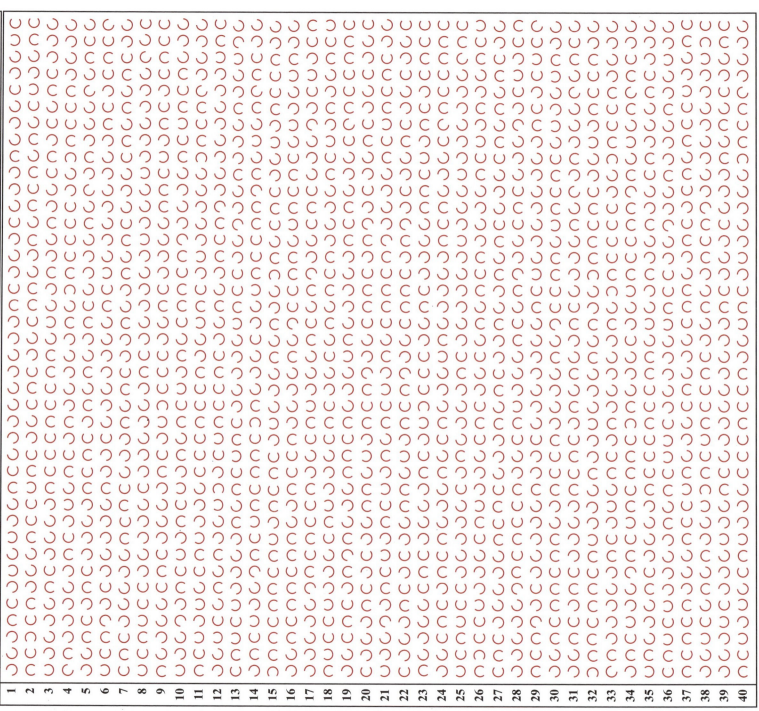

Konzentriertes und sorgfältiges Arbeiten

Hufeisen Kombinationstest 1

Eignungstest für das Medizinstudium

Name: _____ Vorname: _____

Eignungstest für das Medizinstudium

Konzentriertes und sorgfältiges Arbeiten
Kasten und Linien - Test 1

Aufgabenstellung:
Gesucht sind Kästchen, bei denen der Strich im Kästchen zum nächsten gespiegelt ist. Markiere dann immer das ERSTE der beiden Kästchen.

Bsp.:

Bitte nur so markieren / /

Konzentriertes und sorgfältiges Arbeiten

Kasten und Linien - Test 1

Eignungstest für das Medizinstudium

Aufgabenstellung:
Gesucht sind Kästchen, bei denen der Strich im Kästchen
zum nächsten Kästchen dann immer das ERSTE der beiden Kästchen
Bsp.: ist. Markiere das ERSTE der beiden Kästchen.

Bitte nur so markieren

Name: _____ Vorname: _____

Eignungstest für das Medizinstudium

Konzentriertes und sorgfältiges Arbeiten
Kreise mit 4 Augen - Test 1

Aufgabenstellung:
Markiere jeden Kreis, der 4 Augen aufweist.

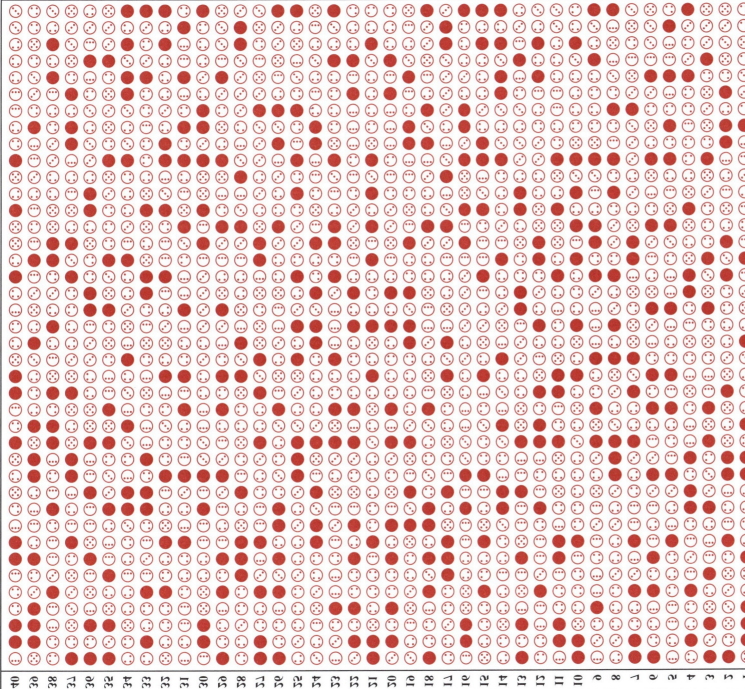

Name: _____ Vorname: _____

Eignungstest für das Medizinstudium
Konzentriertes und sorgfältiges Arbeiten
pq - Test 1

Aufgabenstellung:
Markiere jedes p VOR einem q.

Bsp.: q q p p ~~p~~ ~~p~~ q q p

Bitte nur so markieren / /

Name: _____ Vorname: _____

Eignungstest für das Medizinstudium
Konzentriertes und sorgfältiges Arbeiten
qp - Test 1

Aufgabenstellung:
Markiere jedes q VOR einem p.

Bsp.: q p̸ p̸ q̸ p q

/ / Bitte nur so markieren

Konzentriertes und sorgfältiges Arbeiten

Eignungstest für das Medizinstudium

dp - Test 1

Name: _____   Vorname: _____

Eignungstest für das Medizinstudium

Konzentriertes und sorgfältiges Arbeiten
pqbd - Test 1

Aufgabenstellung:
Markiere jedes p VOR einem q und jedes b VOR einem d.

Bsp.: p q d b ~~p~~ q d ~~b~~ d

Bitte nur so markieren / /

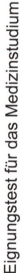

Konzentriertes und sorgfältiges Arbeiten

Eignungstest für das Medizinstudium

pdpd - Test 1

Aufgabenstellung:
Markiere jedes p VOR einem p und jedes b VOR einem d.

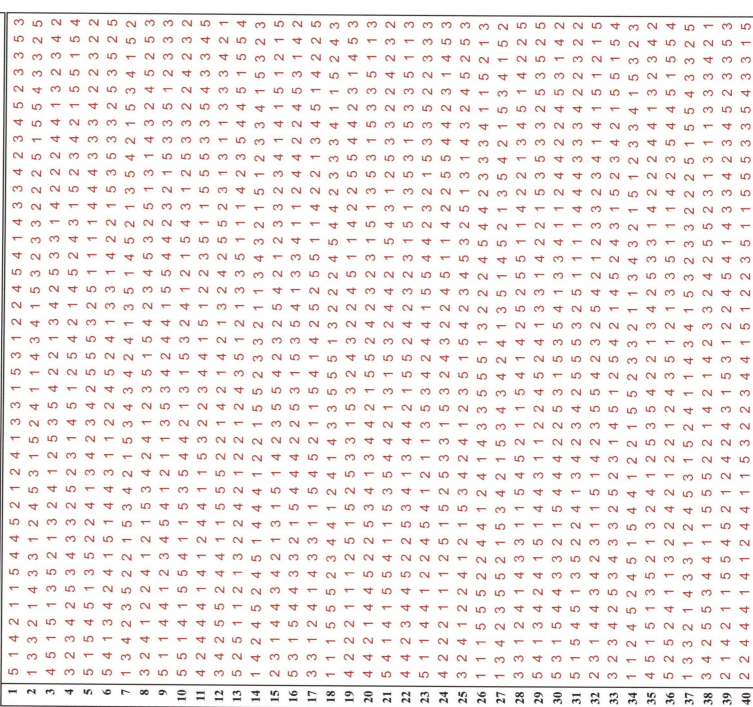

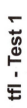

Konzentriertes und sorgfältiges Arbeiten

Eignungstest für das Medizinstudium

ttt - Test 1

Name: _____ Vorname: _____

Eignungstest für das Medizinstudium

Konzentriertes und sorgfältiges Arbeiten
Würfelsumme 5 - Test 1

Aufgabenstellung:
Markiere jene Würfel, die mit dem nächsten zusammen die Würfelsumme 5 ergeben.

Bsp.:

Bitte nur so markieren //

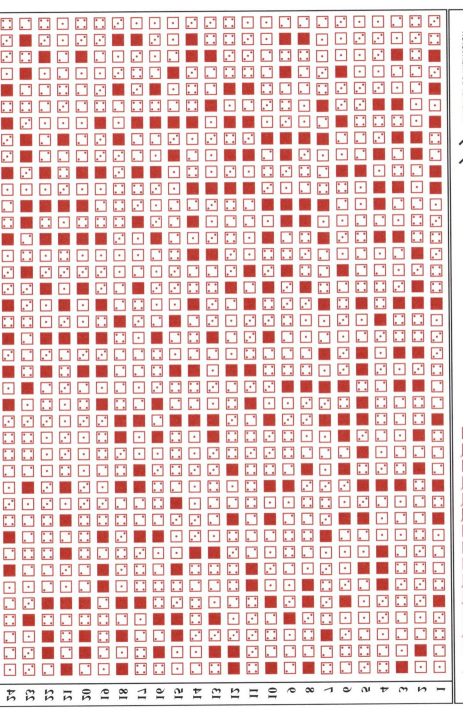

Name: _____ Vorname: _____

Eignungstest für das Medizinstudium

Konzentriertes und sorgfältiges Arbeiten
Yin & Yang ☯ - Test 1

Aufgabenstellung:
Markiere jenes Zeichen, das mit dem nächsten ein "Yin und Yang" Symbol ergibt.

Bsp.: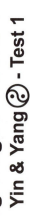

Bitte nur so markieren ✗

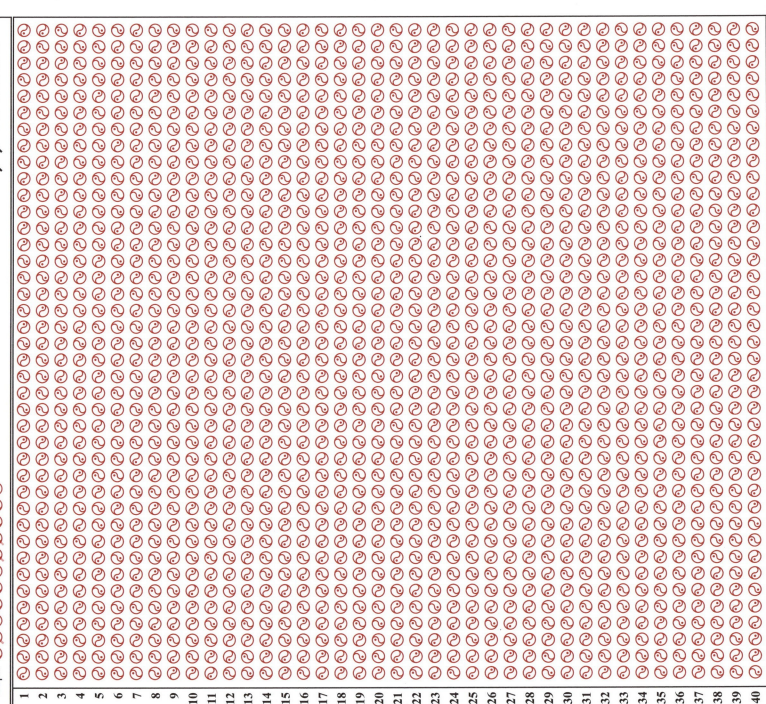

Konzentriertes und sorgfältiges Arbeiten

Eignungstest für das Medizinstudium

Yin & Yang - Test 1

Aufgabenstellung:
Markiere jenes Zeichen, das mit dem nächsten ein "Yin" und ein "Yang" Symbol ergibt.

Name: _____ Vorname: _____

Eignungstest für das Medizinstudium
Konzentriertes und sorgfältiges Arbeiten
Zahlen und Kreise - Test 1

Aufgabenstellung:
Gesucht sind Zahlen, die dem Anteil des Kreisumfanges entsprechen;
1 mit 1/4 Kreis, 2 mit 2/4 Kreis, 3 mit 3/4 Kreis, 4 mit 4/4 Kreis.

Bsp.: ④ ① ③ ② ④ ① ② ③

Bitte nur so markieren / /

43

Konzentriertes und sorgfältiges Arbeiten

Zahlen und Kreise - Test 1

Eignungstest für das Medizinstudium

Aufgabenstellung:
Gesucht 1/4 Kreis, 2 mit Kreis, 3 mit 2/4 Kreis, 4 mit 3/4 Kreis.
Zahlen 2 mit Kreis, 3 mit 2/4 Kreis, 4 mit 4/4 Kreis.

Name: _____ Vorname: _____

Konzentriertes und sorgfältiges Arbeiten

Eignungstest für das Medizinstudium

5-Eck

Aufgabenstellung:
Markiere jedes 5-Eck mit 2 Strichen und jedes 3-Eck mit der Spitze nach oben und Pluszeichen.

Bsp.:

// Bitte nur so markieren

Konzentriertes und sorgfältiges Arbeiten

5-Eck

Eignungstest für das Medizinstudium

Name: _____

Vorname: _____

___/___/___

Aufgabenstellung:
Markiere jedes 5-Eck mit 2 Strichen und jedes 3-Eck mit der Spitze nach oben und Pluszeichen.

Bsp.:

Bitte nur so markieren

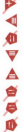

Name: _____ Vorname: _____

Eignungstest für das Medizinstudium

Konzentriertes und sorgfältiges Arbeiten
Summe - Test 2

Aufgabenstellung:
Markiere jede Zahl, deren Vorgängerzahl die Hälfte von ihr ergibt.

Bsp.: 3 1 ~2~ ~4~ ~8~ 1

// Bitte nur so markieren

Konzentriertes und sorgfältiges Arbeiten
Summe - Test 2

Eignungstest für das Medizinstudium

Name: _____

Vorname: _____

Aufgabenstellung:
Markiere jede Zahl, deren Vorgängerzahl die Hälfte von ihr ergibt.

Bsp.: 3 1 ~~4~~ 5 1 ~~8~~ 1

Bitte nur so markieren ▬

Name: _____ Vorname: _____

Eignungstest für das Medizinstudium

Konzentriertes und sorgfältiges Arbeiten
Bowlingkugeln - Test 2

Aufgabenstellung:
Markiere jede ⊙ nach jeder ⊙ und jede ◯ nach jeder ⊙.

Bsp.: ◯ ◯ ◯ ⊘ ◯ ◯ ◯ ⊘ ◯

/ / Bitte nur so markieren

Name: _____ Vorname: _____

Eignungstest für das Medizinstudium
Konzentriertes und sorgfältiges Arbeiten
bd - Test 1

Aufgabenstellung:
Markiere jedes b VOR einem d.

Bsp.:: d d b b b d d b d b

/ / Bitte nur so markieren

Konzentriertes und sorgfältiges Arbeiten
Eignungstest für das Medizinstudium
bd - Test 1

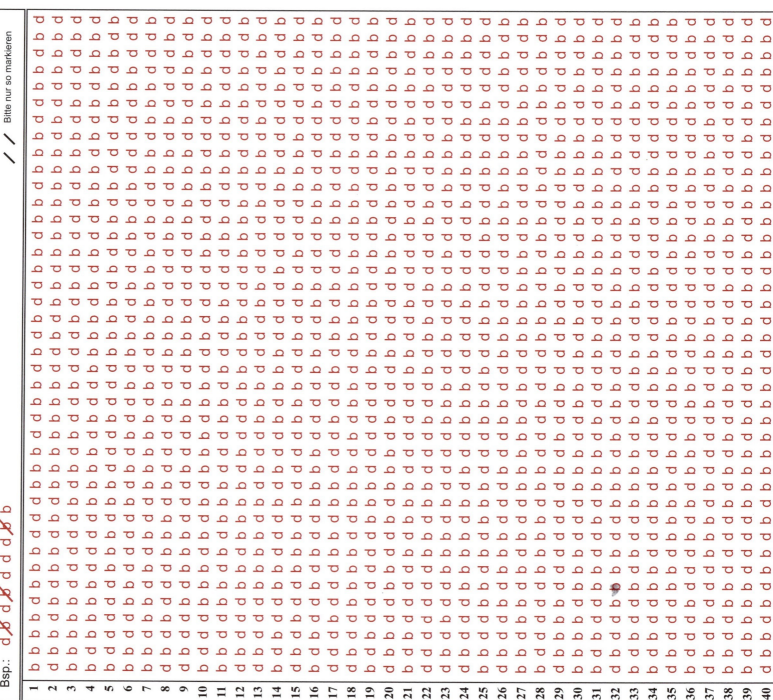

Name: _____ Vorname: _____

Eignungstest für das Medizinstudium
Konzentriertes und sorgfältiges Arbeiten
bd - Test 2

Aufgabenstellung:
Markiere jedes d NACH einem b.

Bsp.: d b d d d d b b

Bitte nur so markieren: / /

Konzentriertes und sorgfältiges Arbeiten

Eignungstest für das Medizinstudium

bd - Test 2

Aufgabenstellung:
Markiere jedes d NACH einem b.

Bsp.: d b b ~~d~~ d d b

Name: _____ Vorname: _____

Eignungstest für das Medizinstudium

Konzentriertes und sorgfältiges Arbeiten
Gerade Zahlen - Test 2

Aufgabenstellung:
Markiere die geraden Zahlen, die zwischen zwei ungeraden Zahlen stehen.

Bsp.: 1 ~~2~~ 3 ~~4~~ 5 2 4 5 1 ~~0~~ 1

Bitte nur so markieren // //

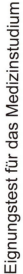

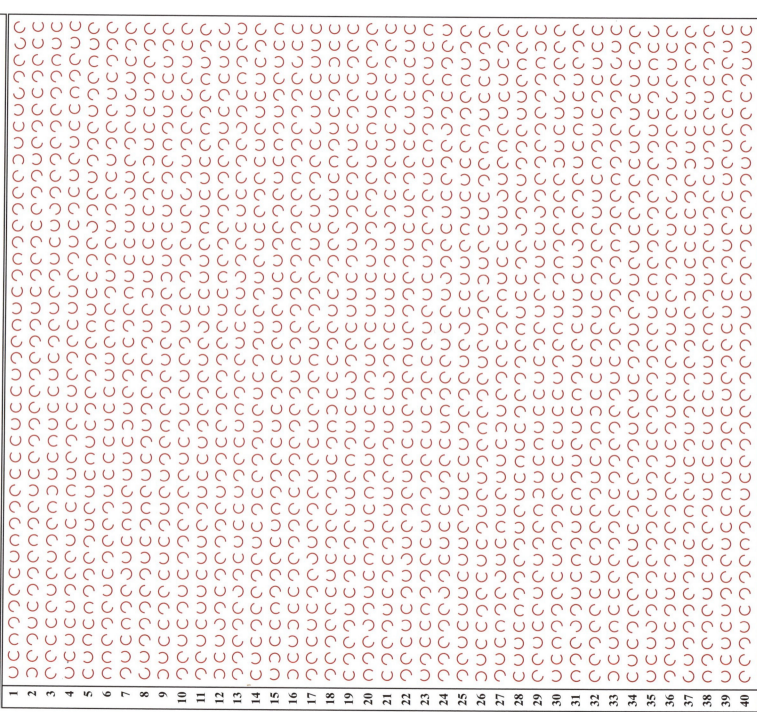

Name: _____ Vorname: _____

Eignungstest für das Medizinstudium

Konzentriertes und sorgfältiges Arbeiten
Kasten und Linien - Test 2

Aufgabenstellung:
Gesucht sind Kästchen, bei denen der Strich im Kästchen zum nächsten gespiegelt ist. Markiere dann immer das ZWEITE der beiden Kästchen.

Bitte nur so markieren

Konzentriertes und sorgfältiges Arbeiten

Kästen und Linien – Test 2

Eignungstest für das Medizinstudium

Name: _____ Vorname: _____

Eignungstest für das Medizinstudium

Konzentriertes und sorgfältiges Arbeiten
Kreise mit 4 Augen - Test 2

Aufgabenstellung:
Markiere jeden Kreis, der 4 Augen aufweist.

Bsp.: ⊘ ⊙ ⊙ ⊙ ⊘ ⊘

Konzentriertes und sorgfältiges Arbeiten
Kreise mit 4 Augen - Test 2

Eignungstest für das Medizinstudium

Name: _____

Vorname: _____

___ / ___ / ___

Aufgabenstellung:
Markiere jeden Kreis, der 4 Augen aufweist.

Bsp.: ⊘ ⊙ ⊙ ⊘ ⊙

Bitte nur so markieren

Name: _____ Vorname: _____

Eignungstest für das Medizinstudium

Konzentriertes und sorgfältiges Arbeiten
pq - Test 2

Aufgabenstellung:
Markiere jedes q NACH einem p.

Bsp.:   q p ~~p~~ ~~p~~ q q p p

/ / Bitte nur so markieren

65

Konzentriertes und sorgfältiges Arbeiten
pd - Test 2

Eignungstest für das Medizinstudium

Name: _____

Vorname: _____

Aufgabenstellung:
Markiere jedes p NACH einem p.

Bsp.: p d p d ~~p~~ d p ~~d~~ p d p

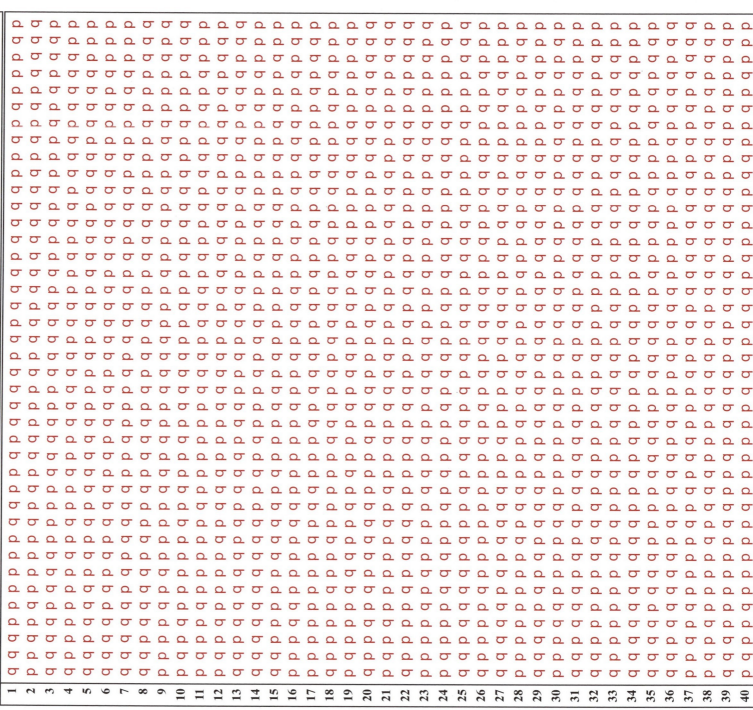

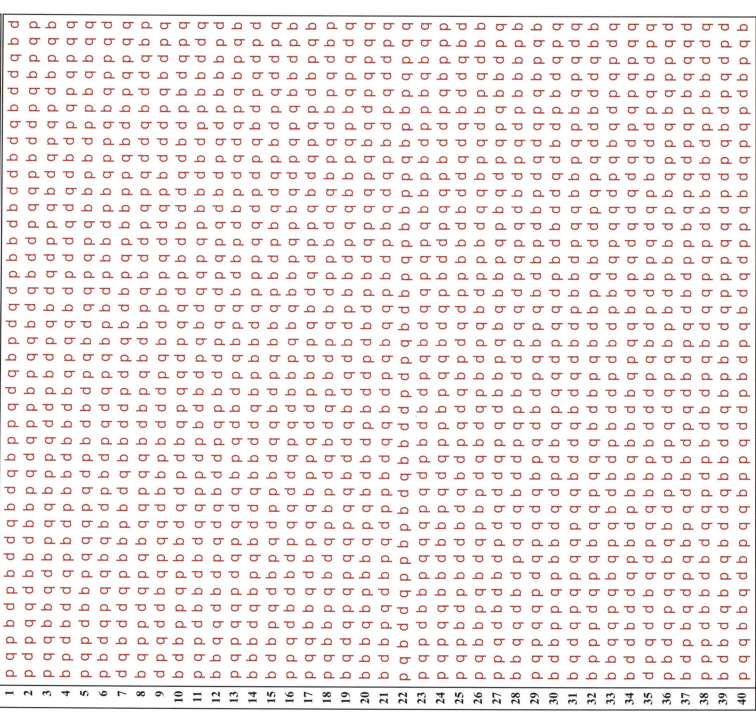

Name: ____________________ Vorname: ____________________

Eignungstest für das Medizinstudium

Konzentriertes und sorgfältiges Arbeiten

Summe 6 - Test 2

Aufgabenstellung:
Markiere die erste von zwei Zahlen, die in Summe 6 ergeben.

Bsp.: 1 ~~3~~ 3 4 5 ~~2~~ 4 ~~5~~ 1

/ / Bitte nur so markieren

1	5	5	1	4	1	5	5	4	1	1	5	3	5	4	4	2	1	3	1	5	3	2	4	5	2	1	5	4	3	1	2	5	3	3	2	2	4	2	3	2
2	4	4	2	5	4	4	5	2	2	5	3	4	1	3	4	4	2	1	5	5	2	4	2	3	2	3	1	5	1	3	5	3	1	5	3	3	5	1	1	3
3	5	1	1	4	4	1	2	2	4	5	4	1	2	1	1	3	5	3	4	2	4	4	1	5	5	4	4	2	3	2	1	5	3	3	5	5	2	3	3	3
4	4	2	2	2	1	1	1	2	5	1	5	2	5	3	3	1	5	3	2	4	3	2	2	4	5	1	1	4	2	2	5	5	4	4	2	3	1	4	5	3
5	3	2	4	1	2	2	4	1	2	1	5	3	4	2	4	1	2	3	5	1	5	4	2	3	4	5	3	2	5	1	3	1	4	3	2	4	5	2	5	3
6	1	1	1	5	5	5	2	2	4	4	1	2	4	1	4	3	3	5	5	5	1	3	2	2	2	4	5	4	4	2	3	3	3	4	1	1	5	4	4	3
7	1	3	4	2	3	5	5	2	1	5	3	4	2	1	5	3	4	3	4	2	4	1	3	5	1	4	5	2	1	3	5	4	2	1	5	3	4	1	5	2
8	3	3	1	2	4	1	4	3	3	1	1	5	4	5	2	1	1	5	4	1	4	2	5	2	5	5	1	1	4	2	2	1	3	4	5	1	4	2	2	5
9	5	4	1	3	4	2	4	1	5	1	4	4	3	1	1	2	2	4	5	2	4	1	3	3	1	4	2	2	1	5	3	5	3	3	2	5	3	5	2	5
10	5	3	1	5	4	4	3	3	2	1	5	4	4	4	2	2	5	3	1	5	3	5	4	1	3	3	4	1	1	2	4	4	2	2	4	5	3	1	4	2
11	5	1	5	4	5	1	3	5	2	2	4	1	3	4	2	3	4	2	5	5	5	3	2	5	1	1	1	1	4	4	4	3	3	3	4	2	2	3	2	2
12	2	3	1	4	4	3	4	2	3	1	1	5	1	4	2	3	5	5	4	2	3	2	5	4	2	1	2	3	3	2	3	4	1	4	1	5	1	2	1	5
13	3	2	3	4	2	5	3	4	3	3	2	5	2	3	1	4	5	1	2	5	4	2	1	4	5	2	4	3	1	5	2	3	4	2	1	5	5	1	5	4
14	1	4	2	4	5	3	4	5	1	5	4	4	1	2	2	1	5	5	2	3	3	2	1	1	3	4	3	2	1	5	1	2	3	3	4	1	5	3	2	3
15	4	5	1	5	1	3	5	2	1	3	2	4	1	2	5	3	5	4	2	2	1	3	4	2	5	3	3	1	4	2	2	2	4	4	1	3	2	3	4	2
16	5	2	5	2	4	3	1	3	2	2	4	2	1	2	2	1	2	4	3	5	1	2	1	3	3	5	1	1	1	4	2	3	5	4	4	5	1	5	5	4
17	1	3	3	2	1	4	3	3	1	2	4	5	3	1	5	2	4	1	1	4	3	4	1	5	3	2	3	3	2	2	2	5	1	5	5	4	3	3	2	5
18	3	4	2	5	5	3	4	4	1	1	5	5	5	2	2	1	4	2	1	4	2	3	3	2	4	2	5	5	2	3	1	3	1	1	3	3	3	4	2	1
19	5	1	4	2	1	2	5	5	4	5	2	1	2	4	2	4	3	1	5	3	1	2	2	4	5	4	1	4	3	3	4	2	3	4	5	2	3	3	5	3
20	2	2	4	4	5	1	4	1	2	4	4	1	1	5	3	2	2	3	4	4	1	5	1	2	2	3	5	1	1	5	5	5	3	3	5	4	3	3	4	5
21	5	1	4	2	1	1	5	2	4	5	2	1	2	4	1	4	3	1	5	3	1	2	2	4	5	4	1	4	3	3	4	2	3	4	5	2	3	3	5	3
22	1	3	3	2	1	4	3	3	1	2	4	5	3	1	5	2	4	1	1	4	3	4	1	5	3	2	3	3	2	2	2	5	1	5	5	4	3	3	2	5
23	4	5	1	5	1	3	5	2	1	3	2	4	1	2	5	3	5	4	2	2	1	3	4	2	5	3	3	1	4	2	2	2	4	4	1	3	2	3	4	2
24	3	2	3	4	2	5	3	4	3	3	2	5	2	3	1	4	5	1	2	5	4	2	1	4	5	2	4	3	1	5	2	3	4	2	1	5	5	1	5	4
25	5	1	5	4	5	1	3	5	2	2	4	1	3	4	2	3	4	2	5	5	5	3	2	5	1	1	1	1	4	4	4	3	3	3	4	2	2	3	2	2
26	5	4	1	3	4	2	4	1	5	1	4	4	3	1	1	2	2	4	5	2	4	1	3	3	1	4	2	2	1	5	3	5	3	3	2	5	3	5	2	5
27	1	3	4	2	3	5	5	2	1	5	3	4	2	1	5	3	4	3	4	2	4	1	3	5	1	4	5	2	1	3	5	4	2	1	5	3	4	1	5	2
28	3	2	4	1	2	2	4	1	2	1	5	3	4	2	4	1	2	3	5	1	5	4	2	3	4	5	3	2	5	1	3	1	4	3	2	4	5	2	5	3
29	5	1	1	4	4	1	2	2	4	5	4	1	2	1	1	3	5	3	4	2	4	4	1	5	5	4	4	2	3	2	1	5	3	3	4	1	2	3	3	3
30	5	5	1	4	1	5	5	4	1	1	5	3	5	4	4	2	1	3	1	5	3	2	4	5	2	1	5	4	3	1	2	5	3	3	2	2	4	2	3	2
31	2	2	4	4	5	1	4	1	2	4	4	1	1	5	3	2	2	3	4	4	1	5	1	2	2	3	5	1	1	5	5	5	3	3	5	4	3	3	4	5
32	3	4	2	5	5	2	4	4	1	1	5	5	5	2	2	1	4	2	1	4	2	1	3	2	4	2	5	5	2	3	1	3	1	1	3	3	3	4	2	1
33	5	2	5	1	1	2	1	3	2	2	4	2	1	2	2	1	2	4	3	5	1	2	1	3	3	5	1	1	1	4	2	3	5	4	4	5	1	5	5	4
34	1	4	2	4	5	2	4	5	1	4	4	4	1	2	2	1	5	5	2	3	3	2	1	1	3	4	3	2	1	5	1	2	3	3	4	1	5	3	2	3
35	2	3	1	4	4	3	4	2	5	3	1	5	1	4	2	3	5	5	4	2	3	2	5	4	2	1	2	3	3	2	3	4	1	4	1	5	1	2	1	5
36	5	3	1	5	4	4	3	3	2	1	5	4	4	4	2	2	5	3	1	5	3	5	4	1	3	3	4	1	1	2	4	4	2	2	4	5	3	1	4	2
37	3	3	1	2	4	1	4	3	3	1	1	5	4	5	2	1	1	5	4	1	4	2	5	2	5	5	1	1	4	2	2	1	3	4	5	1	4	2	2	5
38	1	1	1	5	5	5	2	3	4	4	1	2	4	1	4	3	3	5	5	5	1	3	2	2	2	4	5	4	4	2	3	3	3	4	1	1	5	2	4	3
39	4	2	2	2	1	1	1	2	5	1	5	2	5	3	3	1	5	3	2	4	3	2	2	4	5	1	1	4	2	2	5	5	4	4	2	3	1	4	5	3
40	4	4	2	2	4	4	5	2	2	5	3	4	1	3	4	4	2	1	5	5	2	4	2	3	2	3	1	5	1	3	5	3	1	5	3	3	4	1	1	3

Konzentriertes und sorgfältiges Arbeiten
Test 6 - Summe 2

Eignungstest für das Medizinstudium

Name: _____

Vorname: _____

Aufgabenstellung:
Markiere die ersten zwei Zahlen, die in Summe 6 ergeben.

Bsp.: 1 **8** 3 2 4 5 1 **7** 8 1

Konzentriertes und sorgfältiges Arbeiten

Eignungstest für das Medizinstudium

ttt - Test 2

Name: _____ Vorname: _____

Eignungstest für das Medizinstudium

Konzentriertes und sorgfältiges Arbeiten
Würfelsumme 5 - Test 2

Aufgabenstellung:
Markiere jene Würfel, die mit dem nächsten zusammen die Würfelsumme 5 ergeben.

Konzentriertes und sorgfältiges Arbeiten

Eignungstest für das Medizinstudium

Würfelsumme 5 - Test 2

Aufgabenstellung:
Markiere jene Würfel, die mit dem nächsten die Würfelsumme 5 ergeben.

Bsp.:

Name: _____

Vorname: _____

/ /

Bitte nur so markieren

Name: _____ Vorname: _____

Eignungstest für das Medizinstudium
Konzentriertes und sorgfältiges Arbeiten
Yin & Yang ☯ - Test 2

Aufgabenstellung:
Markiere jenes Zeichen, das mit dem nächsten ein "Yin und Yang" Symbol ergibt.

Bsp.: ☯☯☯☯☯☯☯

Bitte nur so markieren / /

Konzentriertes und sorgfältiges Arbeiten

Eignungstest für das Medizinstudium

Yin & Yang - Test 2

Aufgabenstellung:
Markiere jenes Zeichen, das mit dem nächsten Yin "Yang" Symbol ein "Yin und Yang" Symbol ergibt.

Name: _____ Vorname: _____

Eignungstest für das Medizinstudium

Konzentriertes und sorgfältiges Arbeiten
Deckungsgleiche Linien

Aufgabenstellung:
Markiere jedes Kästchen, in welchem genau EINE Linie deckungsgleich mit den Linien im nächsten Kästchen ist.

Bsp.: ☐ ☒ ☐ ☒ ☐ ☐ ☒ ☐ ☒ ☒ ☐   / /   Bitte nur so markieren

Konzentriertes und sorgfältiges Arbeiten

Deckungsgleiche Linien

Eignungstest für das Medizinstudium

Name: _____

Vorname: _____

Aufgabenstellung:
Markiere jedes Kästchen, in welchem EINE Linie deckungsgleich mit den Linien im nächsten Kästchen ist.

Bsp.:

Bitte nur so markieren /

Name: _____ Vorname: _____

Eignungstest für das Medizinstudium

Konzentriertes und sorgfältiges Arbeiten
Kästchen und Kreuze

Aufgabenstellung:
Markiere jedes Kästchen, in welchem die Linien mit denen im nächsten Kästchen ein Kreuz ergeben.

Bitte nur so markieren: / /

Konzentriertes und sorgfältiges Arbeiten
Kästchen und Kreuze

Eignungstest für das Medizinstudium

Name: _____ Vorname: _____

Aufgabenstellung:
Markiere jedes Kästchen, in welchem die Linien mit denen im nächsten Kästchen ein Kreuz ergeben.

Bsp.: [example row of crossed boxes]

Bitte nur so markieren ✓

Name: _____ Vorname: _____

Eignungstest für das Medizinstudium

Konzentriertes und sorgfältiges Arbeiten
Deckungsgleiche Punkte

Aufgabenstellung:
Markiere jeden Kreis, in welchem genau EIN Punkt deckungsgleich mit den Punkten im nächsten Kreis ist.

Bitte nur so markieren

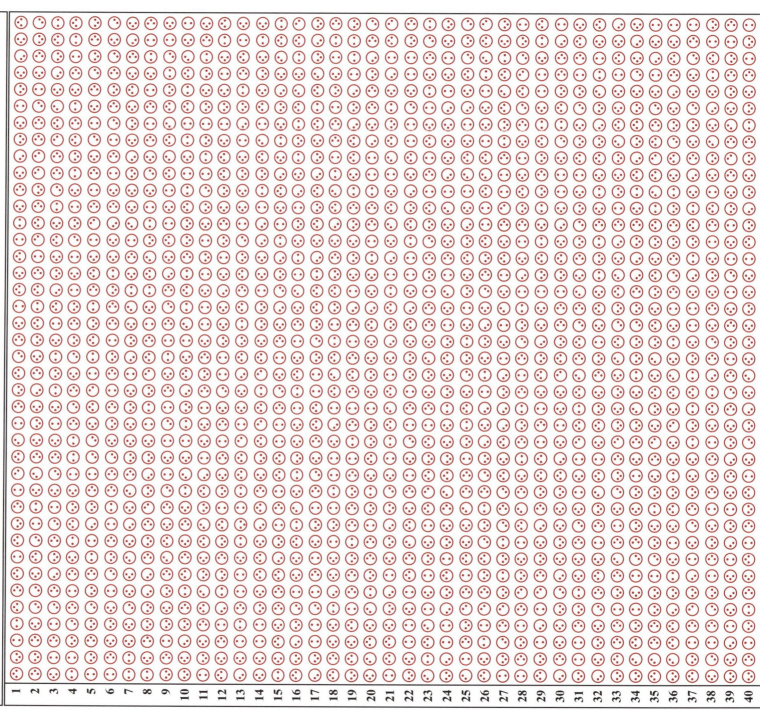

Konzentriertes und sorgfältiges Arbeiten

Eignungstest für das Medizinstudium

Deckungsgleiche Punkte

Aufgabenstellung:
Markiere jeden Kreis, in welchem genau EIN Punkt deckungsgleich mit den Punkten im nächsten Kreis ist.

7. BUCHEMPFEHLUNGEN UND SEMINARE

1. BUCHEMPFEHLUNGEN 86 | 2. SEMINARE 88

BUCHEMPFEHLUNGEN UND SEMINARE

Für eine intensive Vorbereitung ist ausreichend hochwertiges Übungsmaterial unverzichtbar. Wir haben Dir deshalb unsere Übungsbücher nach Medizinertest und Untertest sortiert aufgeführt. Über den nebenstehenden QR-Code erhältst Du weitere Informationen und Leseproben zum jeweiligen Buch.

Zudem findest Du in diesem Kapitel alle wichtigen Informationen zu unseren Seminaren.

1. BUCHEMPFEHLUNGEN

TMS & EMS – MEDIZINERTEST IN DEUTSCHLAND UND DER SCHWEIZ

LEITFADEN
Medizinertest in Deutschland und der Schweiz

KONZENTRIERTES UND SORGFÄLTIGES ARBEITEN
Übungsbuch

SIMULATION
Medizinertest in Deutschland und der Schweiz

MEDIZINISCH-NATURWISSENSCHAFTLICHES GRUNDVERSTÄNDNIS
Übungsbuch

QUANTITATIVE UND FORMALE PROBLEME
Übungsbuch

MUSTER ZUORDNEN
Übungsbuch

DIAGRAMME UND TABELLEN
Übungsbuch

SCHLAUCHFIGUREN
Übungsbuch

FIGUREN UND FAKTEN LERNEN
Übungsbuch

TEXTVERSTÄNDNIS
Übungsbuch

MEDAT – MEDIZINAUFNAHMETEST IN ÖSTERREICH

LEITFADEN
Medizinaufnahmetest
in Österreich

MATHEMATIK
Lehrbuch

FIGUREN ZUSAMMENSETZEN
Übungsbuch

SIMULATION
Medizinaufnahmetest
in Österreich

TEXTVERSTÄNDNIS
Übungsbuch

MERKFÄHIGKEIT
Übungsbuch

BIOLOGIE
Lehrbuch

WORTFLÜSSIGKEIT
Übungsbuch

SOZIAL-EMOTIONALE KOMPETENZEN
Übungsbuch

CHEMIE
Lehrbuch

ZAHLENFOLGEN
Übungsbuch

MANUELLE FÄHIGKEITEN IM MEDAT-Z
Übungsbuch

PHYSIK
Lehrbuch

IMPLIKATIONEN ERKENNEN
Übungsbuch

HAM-NAT – MEDIZINAUFNAHMETEST IN HAMBURG UND MAGDEBURG

HAM-NAT VORBEREITUNG
Medizinaufnahmetest in
Hamburg und Magdeburg

2. SEMINARE

In unseren TMS & EMS Seminaren erhältst Du Tipps, Tricks und Ratschläge von MedizinstudentInnen, die selbst den Medizinertest geschrieben haben. Zudem stellen wir Dir effiziente Bearbeitungsstrategien zu den einzelnen Untertests vor und trainieren diese mit Dir anhand von Beispielaufgaben ein. Häufig ergeben sich durch die intensive Zusammenarbeit in den Seminaren auch Freundschaften und Lerngruppen, von denen Du in Deiner weiteren Vorbereitung enorm profitieren kannst.

DAS ZEICHNET UNSERE SEMINARE AUS

* **Kleine Kursgruppen**
  In unseren Präsenzseminaren kommt auf zehn SchülerInnen ein Tutor oder eine Tutorin. So können wir garantieren, dass jede Frage individuell beantwortet wird.
* **Unterricht durch MedizinstudentInnen**
  Die Tipps kommen aus erster Hand, denn alle TutorInnen haben den Medizinertest selbst geschrieben und bestanden.
* **Betreuung bis zum Testtag**
  Wir lassen Dich nicht im Stich. Unser Tutorenteam steht Dir für Rückfragen bis zum Testtag zur Verfügung.
* **Bestnoten**
  Unsere TutorInnen lieben ihren Job und erhalten dafür seit Jahren durchgängig positives Feedback von unseren KursteilnehmerInnen.

* **Für jeden etwas dabei**
  Inzwischen bieten wir eine Vielzahl verschiedener Kurse an. Vom Mathe-Bootcamp, über einen mehrwöchigen Intensivkurs, bis hin zu spezifischen EMS Kursen für die Aufnahmeprüfung in der Schweiz. Alles natürlich wahlweise als Präsenzseminar oder digital als Webinar.

Falls Du Interesse auf ein Seminar bekommen hast, kannst Du Dir unser TMS & EMS Kursprogramm gerne genauer anschauen. Da ist für jeden Geschmack etwas dabei. Einfach dem QR-Code folgen.

✱ TIPP

* **GURUS AND CHILL**
  Für Couch-Potatoes und alle, die keine Zeit haben zu einem Präsenzseminar zu reisen, bieten wir auch Webinare an, die den kompletten Inhalt eines Vorbereitungsseminars abdecken. Auch bei unseren Webinaren werden die kleinen Kursgruppen beibehalten, sodass wir die Zeit und den Raum haben auf Deine Fragen einzugehen. Mehr Informationen zu unseren Webinaren findest Du auf unserer Website **www.med-gurus.de**.